EAUX MINÉRALES

de Sermaize.

RAPPORT

Adressé à M. Duviviers, sous-préfet de Vitry-le-François, par le Dr Damourette, inspecteur-adjoint des eaux.

1858

VITRY,
Imprimerie de F.-V. Bitsch, grande rue de Vaux, n° 23

EAUX MINÉRALES

de Sermaize (*).

RAPPORT

*Adressé à M. Duviviers, sous-préfet de Vitry-le-François,
par le Dr Damourette, inspecteur-adjoint des eaux.*

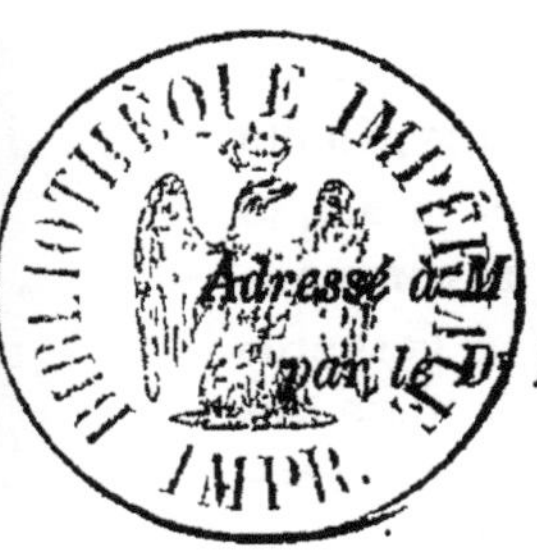

Monsieur le Sous-Préfet,

J'ai l'honneur de vous adresser le rapport que vous m'avez demandé par une lettre, en date du 29 novembre 1857, sur l'exécution des prescriptions faites au fermier des eaux de Sermaize, sur le nombre des malades qui y sont venus et les résultats obtenus.

1° Exécution des prescriptions faites au fermier.

Quand M. Michel prit à bail l'établissement minéral de Sermaize, il s'engagea à faire les améliorations reconnues nécessaires pour le bien-être des malades. Je n'ai pas à m'occuper des trois premières années de l'exploitation puisque je n'ai été

(*) La commune de Sermaize (Marne) est située à 26 kilomètres de Vitry et à 231 de Paris. C'est l'une des stations du chemin de fer de l'Est. Elle compte 2,082 habitants ; elle possède une sucrerie-distillerie, un haut-fourneau, une fabrique de pointes. Elle touche à la forêt domaniale de Trois-Fontaines.

nommé inspecteur-adjoint qu'en 1855 ; cependant, je crois devoir vous dire qu'elles ont été malheureuses et parce que le choléra sévissait, et parce que le temps n'était pas favorable ; aussi les recettes ne compensèrent pas les dépenses, et le fermier ne s'occupa d'aucune amélioration. L'été de 1855 fut moins mauvais, et cette fois on pensa sérieusement à ce qu'il fallait faire : le salon, placé au premier, était hors de la portée des malades en cas de mauvais temps ; ils ne pouvaient boire les eaux qu'à la condition de monter et descendre sans cesse, et le plus souvent leurs forces ne leur permettent pas ce pénible exercice. Les cabinets de bains, trop enfoncés dans le sol, et supportant des réservoirs où l'eau reçoit du soleil un commencement de chaleur, étaient humides et malsains. A la source même, les buveurs n'étaient nullement à l'abri de la pluie, ses abords conservaient longtemps l'humidité. Enfin les promenades se composaient d'un parterre et d'une allée ombragée par des marronniers, mais trop fatiguante pour des malades parce qu'elle est d'une montée assez rapide.

De ces améliorations désirées beaucoup sont déjà réalisées : on a établi au rez-de-chaussée au-dessous du salon deux chambres plus commodes dont l'une avec un poêle et l'autre à cheminée servant de cabinet de consultation. En 1857, on a fait quelques changements dans les cabinets de bains qui sont déjà moins humides ; la chaudière en a été rapprochée, de sorte que l'eau chaude arrive plus facilement dans les baignoires. Une salle de douches sera complètement organisée pour la saison prochaine. Cependant les réservoirs sont toujours au-dessus des cabinets, mais j'espère bien que M. Michel va, selon sa promesse, les faire disparaître. On a commencé aux abords de la source des travaux d'assainissement qui devront être terminés pour 1858. Le clocheton qui surmonte la source a été entouré d'une espèce de marquise qui abrite les buveurs contre la pluie et contre le soleil. Les promenades sont toujours les mêmes, et il est bien à désirer que dans la partie plantée d'arbres on trace des allées transversales qui permettent aux malades de prendre sans fatigue l'exercice qui leur est conseillé

éntre chaque verre d'eau ; il faudrait aussi que le terrain fût
bien entretenu et planté d'arbres d'une croissance plus rapide.
M. Michel vient d'acheter près de l'établissement un bois qui
sera très-utile, mais il a sacrifié plusieurs arbres à la construc-
tion d'une maison, et je doute que l'ombrage fourni par le reste
soit suffisant pour rendre inutile la plantation dont je parlais
tout-à-l'heure.

Du reste, Monsieur le Sous—Préfet, une partie des améliorations obtenues est déjà votre ouvrage ; votre faveur est donc
acquise à un établissement qui d'ailleurs peut faire la fortune
de ce pays. Malheureusement les habitants de Sermaize, qui
sont bons et hospitaliers, n'en comprennent peut-être pas assez
toute l'importance. Je suis heureux cependant de pouvoir
compter sur les excellentes intentions de M. le maire et du
conseil municipal. Après tout, qu'avons—nous à demander
maintenant à la commune ? des trottoirs dans deux ou trois
rues de Sermaize, une salle de réunion, et l'amélioration des
chemins qui conduisent à la source. Le fermier est bien chargé
des travaux dits de *cantonnier*, mais on doit lui livrer les chemins en bon état, ainsi que les matériaux nécessaires à leur
entretien. Quant à celui des voitures, je n'ai plus qu'à attendre :
M. le maire m'a promis qu'il le ferait réparer pour la saison
prochaine. Mais il y a sur la rive gauche de la Laume, à travers
la prairie, un sentier affectionné des buveurs ; par malheur la
pluie le rend impraticable, et même il n'est pas toujours sain
d'y passer par le beau temps, à cause de la rosée, à l'heure mati-
nale où les buveurs se rendent à la source. C'est d'ailleurs un
sentier de tolérance : ne serait-il pas possible d'obtenir de
tous les propriétaires (quelques-uns l'accordent déjà) un passage un peu plus large sur le bout de leurs champs, passage
qu'on arrangerait avec soin, mais que le fermier serait chargé
d'entretenir et sur lequel il devrait placer des bancs de distance
en distance ? ou bien ne pourrait-on pratiquer un sentier aux
dépens des terrains communaux qui longent la rive droite de la
Laume ? La route de Sermaize à la source est un peu longue,
et il faut bien tâcher de l'abréger en la faisant plus agréable

J'ajouterai que beaucoup de personnes désirent un omnibus qui fasse le service de Sermaize à la source à des heures réglées et par tous les temps. Mais le fermier sera peut-être dans la nécessité d'y pourvoir bientôt ; car il a fait construire près de la source une maison qu'il louera aux malades et dans laquelle il installera un restaurateur. Ainsi les buveurs n'auront plus rien à redouter ni de la chaleur, ni de la pluie, ni des mauvais chemins, et, s'ils ne se laissent pas entraîner par la proximité du chemin de fer à des voyages dans les villes voisines, ils auront du moins dans l'après-midi une voiture toujours prête pour des excursions moins lointaines.

2° Nombre des malades et résultats obtenus.

Près de 400 personnes sont venues demander à l'eau de Sermaize un remède à leurs maux pendant ces trois dernières années, savoir : 75 en 1855, 150 en 1856, et 150 en 1857. En évaluant à 100 fr. les dépenses personnelles de chaque buveur dans Sermaize, ce qui est bien modeste puisque cela fait 4 fr. par jour, on trouve qu'il a dû y rester près de 40,000 fr. sans compter les dépenses faites par les parents des buveurs et par les personnes qui viennent visiter l'établissement.

Je ne puis dire les résultats obtenus chez tous ces malades, parce qu'il en est beaucoup que je n'ai pas vus : c'est qu'on ne se soumet pas toujours à l'article du règlement (affiché cependant en plusieurs endroits de l'établissement) qui veut que tout buveur se fasse délivrer gratuitement une carte par le médecin inspecteur, soit en se présentant à lui, soit en lui envoyant une consultation signée de son médecin. Malgré tous mes efforts et j'ose dire ma bonne volonté, je ne puis obtenir cette simple démarche de tout le monde. Mais je dois remarquer que ce ne sont pas les plus malades qui agissent ainsi.

Avant d'entrer dans les détails, permettez-moi, monsieur le sous-préfet, quelques mots sur le mode d'action de l'eau de Sermaize d'après sa composition chimique. L'observation, je le sais, parle plus haut que l'induction, surtout quand il s'agit

d'une eau minérale ; mais il me semble que l'induction combi-
née dans des limites raisonnables avec l'observation éclaire sa
marche, étend son horizon et la rend plus satisfaisante à l'esprit. D'ailleurs ce n'est pas une discussion médicale que je veux
entreprendre; je ne veux que vous présenter les résultats aux-
quels conduisent les observations et les espérances des phy-
siologistes.

L'eau froide de Sermaize a été analysée par M. Calloud,
pharmacien de Vitry, et par M. O. Henry, membre de l'aca-
démie de médecine et chef de ses travaux chimiques. Ces ana-
lyses concordantes ont prouvé qu'elle est minéralisée surtout
par le bicarbonate de fer, des bicarbonates alcalins, le sulfate
de magnésie et des chlorures.

Elle est ferrugineuse : par conséquent elle fortifie les organes
digestifs, répare le sang appauvri (par les fatigues intellectuelles,
les secousses morales, les privations, les pertes excessives, les
maladies, etc.); elle donne du ton aux organes urinaires, si sen-
sibles à l'action du fer.

Elle est alcaline : à ce titre, elle excite la sécrétion du suc
gastrique et par suite favorise l'assimilation ; elle régularise la
dépense organique, effet qu'on augmente encore par un exercice musculaire, la marche ; elle rend les sécrétions des mem-
branes muqueuses plus abondantes et plus fluides. Dès lors on
comprend le développement de l'appétit et des forces, la fonte
des engorgements du foie, de la rate, etc., et pour les muqueuses, leur détersion, la modification profonde qui survient
dans leur vitalité, et la cessation des sécrétions anormales.

Si l'on combine son action tonique sur les voies urinaires et
biliaires à son action alcaline sur les mucus et la bile, et aux
courants d'eau qui traversent les reins et le foie, on a l'explication de son action favorable sur la gravelle et les calculs
biliaires.

Enfin elle est magnésienne et chlorurée : de là son action
purgative, si utile pour combattre les effets de la médication
ferrugineuse dont on neutralise les inconvénients en en gardant
les avantages ; de plus l'excitation des intestins entretient une

dérivation salutaire qui contribue aussi à dégager les organes voisins comme le foie ou éloignés comme les articulations et la peau sur laquelle d'ailleurs l'eau peut agir localement et par son action alcaline et par l'action astringente qu'elle tient du fer.

L'ensemble de ces propriétés physiologiques suffit pour faire pressentir les bons effets de l'eau de Sermaize dans les cas suivants :

1° Maladies chroniques des voies digestives ;

2° Maladies chroniques du foie, de la rate et autres obstructions;

2° Maladies chroniques des organes urinaires (catarrhe, paralysie, etc.) ;

4° Calculs hépatiques ;

5° Gravelle ;

6° Aménorrhée, dysménorrhée, leucorrhée, stérilité ;

7° Goutte et rhumatisme ;

8° Maladies superficielles de la peau ;

9° Névralgies et névroses ;

10° Atonie de la matrice ;

11° Chlorose, anémie-cachexie.

Il est bien entendu que les maladies chroniques par dégénérescence organique ne sont pas en question ici. D'ailleurs deux cas de cancer stomacal confirmé m'ont prouvé que l'eau n'est pas supportée dans ces maladies.

Quatre cas de phthisie pulmonaire m'ont donné à penser que l'eau de Sermaize n'a aucune influence sur la marche des tubercules. Elle donne aux malades qui en sont atteints, comme aux autres, de l'appétit et des forces, qui se perdent malheureusement peu de temps après.

Pour en finir avec les maladies organiques, j'ajouterai que cinq personnes venues pour des maladies qui pouvaient se guérir à Sermaize, portaient aussi des anévrismes du cœur. Quatre d'entre elles ne purent boire un demi-litre d'eau sans voir augmenter les palpitations et la dyspnée ; il y avait chez elles hypertrophie avec dilatation du cœur. La cinquième seule but sans gêne jusqu'à un litre et demi d'eau : elle avait une hypertrophie des parois avec contraction des cavités ventriculaires.

1° *Maladies chroniques des voies digestives.* — Les maladies chroniques des voies digestives pour lesquelles on vient à Sermaize sont de nature nerveuse ou de nature inflammatoire :

(*a*) Maladies nerveuses. Je réunis sous ce titre toutes ces affections de l'estomac et des intestins si variables dans le nombre et l'intensité de leurs symptômes, depuis la dyspepsie (digestion difficile) jusqu'à la gastralgie, depuis la constipation jusqu'à l'entéralgie.

65 malades : 20 hommes, 38 femmes, 7 filles. De ces 65 malades, 59 sont partis dans des conditions beaucoup meilleures, et je puis répondre de la guérison complète d'une vingtaine d'entre eux que j'ai revus ou dont j'ai entendu parler. Quelques-uns de ceux qui sont partis avec de l'amélioration en auraient certainement éprouvé plus encore si, dans l'espoir de se voir plus tôt et plus sûrement guéris par les purgations, ils n'avaient bu trop vite une grande quantité d'eau. Je ne cesse de lutter contre cette tendance parce que les malades retardent ainsi leur guérison : en effet, à une irritation déjà existante, ils en ajoutent une autre en imposant à l'estomac une fatigue trop grande. Ces malades ont été obligés de suspendre l'usage de l'eau pendant deux jours au moins pour recommencer à petites doses, et, à la fin de la saison, ils n'avaient pu profiter complètement de l'action salutaire de l'eau. Ceux qui suivent mes conseils n'obtiennent pas de purgations il est vrai, mais ils finissent petit à petit par boire beaucoup, et à mesure que les voies digestives s'améliorent la constipation diminue, les selles se régularisent ; quelquefois même ce résultat n'est complètement obtenu qu'à leur retour chez eux. Je pose donc cette règle générale : les malades atteints d'une affection chronique des voies digestives doivent être très-sobres d'eau au début de leur saison. Je sais qu'on peut me citer des exceptions, mais elles sont peu nombreuses, et en présence des inconvénients qu'un principe contraire entraîne, il n'y a pas à hésiter.

Ceux-mêmes qui ne souffrent pas de l'estomac, et qui viennent pour des maladies où il faut boire beaucoup d'eau, comme les maladies du foie, des voies urinaires, etc., doivent suivre une certaine gradation.

Quànt aux 6 personnes parties sans amélioration, c'étaient des femmes dont la gastralgie était symptomatique d'une maladie de matrice autre que l'atonie de cet organe, ou se rapportait peut-être à une lésion plus grave (observation de dyspepsie). — M. l'abbé C..., d'un tempérament lymphatico-nerveux, de bonne constitution, s'est beaucoup fatigué pendant le dernier choléra qui sévit fortement dans son village. Après le déjeuner, son principal repas, il avait, outre une gêne très-prononcée dans la région de l'estomac, des centaines de renvois nidoreux qui le tourmentaient beaucoup, à tel point qu'il n'osait satisfaire son appétit. Il prit l'eau d'après la règle que j'ai énoncée tout à l'heure, et, avant d'avoir fini sa saison, il n'avait plus de renvois, quoiqu'il mangeât plus que par le passé et qu'il prît, par manière d'essai, à peu près indifféremment de tous les aliments.

(Observation de gastro-entéralgie). Madame E..., de tempérament nerveux, de bonne constitution, éprouvait à l'épigastre des douleurs d'intensité variable s'irradiant dans le dos, parfois des douleurs siégeant vers l'ombilic et s'irradiant jusque dans les lombes. Quelquefois elle avait des vomissements liquides, elle était habituellement constipée. La moindre émotion, la moindre infraction au régime sévère que lui avait prescrit son médecin amenaient une crise violente. Elle but l'eau de trois quarts de verre à un litre et demi environ, prit un bain à peu près tous les jours et partit très-satisfaite de sa santé. Dans le courant de l'année suivante elle n'eut que deux crises très-peu violentes et de courte durée, quoiqu'elle fût loin de suivre un régime aussi sévère.

(b) Inflammation chronique. Cet article comprend la gastrite, l'entérite et la gastro-entérite chroniques. Comme les personnes qui viennent à Sermaize sont malades depuis longtemps, il n'est pas rare qu'elles présentent des symptômes de gastralgie.

12 malades : 11 hommes, 1 femme. 8, dont les maladies dataient de un à quatre ans, partirent dans de bonnes conditions, et il en est deux qui, venus en 1856 pour la première fois, sont revenus en 1857 consolider leur guérison, car ils se per-

mettaient déjà des écarts de régime qui auraient bien aggravé leur position l'année précédente et dont ils n'avaient pas à se repentir. Des quatre autres, deux avaient des gastro-entérites datant de dix à douze ans : rien ne pouvait les guérir ; le troisième, atteint aussi de gastro-entérite, éprouve de l'amélioration en 1856 ; mais il est pauvre ; rentré chez lui, il ne put suivre un régime convenable, il revint plus malade en 1857 et n'obtint pas de soulagement. Le quatrième ne fut pas plus heureux pour une entéro-colite datant de quatre mois seulement. C'était un homme de tempérament nerveux et de bonne constitution ; mais il n'avait pas voulu se laisser tirer de sang au début de la maladie, de sorte que la période aigue n'était pas encore complètement passée.

(Observation de gastro-entérite chronique). M. M..., négociant, âgé de 52 ans, de tempérament nervoso-sanguin, vint à Sermaize avec une constitution très-délabrée ; depuis quatre ans environ il éprouvait au creux de l'estomac et dans le ventre une douleur fixe que les traitements les mieux conçus n'avaient pu que rendre sourde ; il vomissait souvent les aliments peu de temps après les avoir pris, ou s'ils passaient dans l'intestin, ils produisaient immédiatement des coliques et de la diarrhée ; aussi il était très-maigre, sans forces, et son teint ressemblait à celui des chlorotiques. Il commença par boire un verre d'eau en trois fois, et de demi-verre en demi-verre il alla jusqu'à deux litres environ, — il prit un bain tous les jours, — peu à peu son appétit revint, ses vomissements, ses coliques diminuèrent, il retrouva des forces, son teint devint meilleur, et, déjà, à la fin de sa saison, il ne prenait plus toutes les précautions qui lui avaient été indiquées. Au bout d'un an il revint, mais il n'avait plus qu'à prévenir le retour de sa maladie.

2° *Maladie du foie*. 7 malades : 4 hommes, 3 femmes. Deux femmes avaient chacune un engorgement simple du foie, l'un datant de quelques mois, l'autre d'un an : ils furent considérablement diminués.

Les hommes avaient des hépatites chroniques : l'un d'eux revient tous les ans assez bien portant passer une quinzaine de

jours à Sermaize. Un autre avait, à son arrivée, les téguments
d'un jaune verdâtre ; le toucher et la percussion faisaient re-
connaître dans l'hypochondre droit une tumeur dépassant de
plus de deux travers de doigt le rebord des côtes et semblant
se rattacher au foie. A son départ, les téguments avaient une
coloration à peu près naturelle, et la tumeur dépassait à peine
d'un doigt le rebord des côtes. Les deux autres partirent peu
de jours après leur arrivée : rien ne pouvait les sauver.

Un cas de diabète chez une femme, dont les urines, chauffées
avec de la potasse, brunissaient beaucoup moins à son départ
qu'à son arrivée; elle était dans la journée moins tourmentée par
la soif; son appétit était bon, ses digestions faciles.

3° *Maladies des voies urinaires.* 18 malades : 16 hommes, 2
femmes. De 3 cas de catarrhe, 2 chez des hommes de 50 ans
furent guéris, l'autre considérablement diminué quoique porté
par un homme de 70 ans.

De 2 hématuries, l'une tenait sans doute à une affection organique, car le malade était déjà venu l'année précédente pour
une maladie des voies urinaires ; l'autre paraissait être essen-
tielle : l'hémorragie ne se reproduisit chez aucun d'eux pendant leur séjour à Sermaize.

Une femme atteinte d'albuminurie vit son affection considérablement améliorée : ses urines traitées par l'acide azotique et
la chaleur donnaient un dépôt bien moins considérable à son
départ qu'à son arrivée.

11 observations sont relatives à des vieillards présentant des
incontinences d'urine par atonie du col de la vessie (2), ou des
rétentions par atonie du corps. Tous sont partis dans une condition meilleure, surtout ceux qui étaient atteints de rétention :
il est probable que le séjour de l'eau dans la vessie est pour
quelque chose dans son action curative.

L'un de nos malades, âgé de 66 ans, fut pris d'une rétention
d'urine telle qu'il n'urinait que par regorgement, et que je fus
obligé de le sonder cinq fois en six jours (l'opération d'ailleurs
était facile); je lui conseillai, dès ma deuxième visite, de faire

venir de l'eau de Sermaize : il en but bientôt un litre par jour, et au bout de douze jours il fit une saison sur place ; depuis plus de huit mois, il n'a pas eu le moindre accident.

4º *Calculs hépatiques*. Un seul malade vient tous les ans à Sermaize pour prévenir le retour de sa maladie ; car il n'a pas rendu de calculs depuis trois ans, et c'est ici qu'il a rendu les derniers.

5º *Gravelle*. 18 malades : 17 hommes, 1 femme. J'ai dit plus haut : « en combinant l'action tonique de l'eau sur les voies urinaires à son action alcaline sur les mucus et *aux courants* d'eau qui traversent les organes, on a l'explication des succès de l'eau de Sermaize contre la gravelle. » Les courants d'eau qui traversent la substance du rein, les bassinets et les canaux urinaires jouent en effet un grand rôle, car l'eau paraît réussir aussi bien dans la gravelle blanche (phosphate de chaux), dont j'ai eu trois exemples, que dans la gravelle rouge (acide urique), dont j'ai eu 15 cas : tous ces malades, un seul excepté, ont rendu sables et graviers dans les quinze premiers jours de leur saison, de sorte qu'à leur départ ils n'éprouvaient plus de coliques néphrétiques. Celui même que j'excepte rendit des graviers sans beaucoup de douleur dans les dix premiers jours de sa saison : il suivait alors un régime sévère ; mais depuis il fut moins prudent, et dut repartir vers le quinzième jour. Doit-on attribuer ce mauvais résultat à des écarts de régime ou aux mouvements d'un calcul trop gros ? Je ne puis le dire.

6º *Goutte et rhumatisme*. 10 malades : 7 hommes, 3 femmes. Trois goutteux et sept rhumatisants sont venus à Sermaize et en sont partis satisfaits ; plusieurs reviennent tous les ans. Un goutteux entre autres nous est arrivé impotent et nous a quittés je ne dirai pas en marchant, mais en sautant de joie.

Sans doute les eaux de Vichy auraient produit chez ces divers malades autant et peut-être plus d'amélioration ; mais ces résultats n'en prouvent pas moins que l'eau de Sermaize est appelée à rendre de bons services à tant de malades qui ne peuvent affronter la coûteuse existence de Vichy. D'ailleurs il est facile d'ajouter du bi-carbonate de soude à l'eau prise en boisson, du sous-carbonate de soude à l'eau prise en bains.

7° *Maladies superficielles de la peau.* Je n'ai qu'un cas d'eczéme chronique des jambes : la femme qui le portait est partie en très-bonne voie de guérison.

8° *Névralgies et névroses.* 14 malades : 3 hommes, 11 femmes. Toutes ces maladies ont été avantageusement modifiées : les névralgies occupaient diverses parties du corps : la poitrine, l'abdomen, etc.; parmi les névroses, je citerai un cas d'hystérie et un de chorée.

9° *Chlorose.* Nous retrouvons ici la gastralgie avec toutes ses variétés, et par conséquent l'eau doit être prise en petite quantité au début ; du côté de la matrice, il y a dysménorrhée ou aménorrhée surtout chez les jeunes filles, et parfois métrorrhagie.

26 malades : 8 femmes, 18 filles. 23 prirent les eaux suivant mes conseils et partirent satisfaites ; les unes avaient vu revenir leurs règles, d'autres les avaient eues sans souffrance, d'autres les avaient eues pour la première fois pendant la saison. Chez toutes, l'appétit était régulier, les digestions bonnes, les forces étaient revenues. Les trois autres partirent sans amélioration : j'ai pu m'assurer que l'une d'elles avait une maladie de matrice qu'après un seul examen je n'ose dire de mauvaise nature ; les autres buvaient trop d'eau ; mais elles ne me consultèrent qu'au bout de dix jours, et elles ne pouvaient en rester que dix-huit à Sermaize.

10° *Atonie de la matrice.* De ces cas de chlorose, je rapproche 2 cas d'aménorrhée et 4 d'établissement difficile des règles, bien que ces affections ne puissent pas être attribuées à une chlorose actuellement existante : elles tenaient à une espèce d'atonie ou d'inertie de la matrice. Chez une femme et une fille de 32 ans les règles étaient supprimées, sans grossesse bien entendu, et comme remplacées par un écoulement blanc considérable (leucorrhée) : cet état céda à 30 jours environ de l'usage de l'eau. Les 4 autres étaient des jeunes filles dont 2 avaient été chlorotiques, il est vrai , mais chez qui il n'existait plus de symptômes de chlorose ; elles présentaient seulement un peu de dyspepsie et de débilité ; de temps en temps un mouvement sanguin paraissait s'opérer, car elles éprouvaient des douleurs à l'hypogastre, dans les côtés du ventre et les lombes. 3 virent revenir leurs règles soit à la première soit à la seconde saison presque sans douleur et en quantité raisonnable ; l'autre, qui d'ailleurs mangeait bien , digérait bien et avait pris des forces, ne les avaient pas eues quand elles est partie.

11° *Anémie, débilité générale.* 12 malades : 6 hommes, 5 femmes, 1 fille. Suite de fatigues, d'alimentation débilitante, de saignées copieuses et de maladies longues.

5 sont partis guéris, un sans changement, et 6 en très-bonne voie de guérison. Deux de ces derniers, que je soignais depuis longtemps déjà, ne pouvaient supporter les médicaments ; quand ils vinrent à Sermaize, ils burent l'eau facilement, et de retour chez eux, ils purent revenir au fer et au quinquina qui complétèrent en très-peu de temps leur guérison (observation de chlorose). Madame D...., d'un tempérament lymphatico-sanguin, de bonne constitution, âgée de 27 ans, avait été réglée à 15 ans, s'était mariée, et était accouchée assez facilement à 23 ans. Après son accouchement ses règles reparurent, mais irrégulièrement, avec douleur, et en quantité de plus en plus considérable : elles finirent par constituer de véritables pertes, mais le sang était de plus en plus décoloré. En même temps, elle remarqua que son appétit devenait irrégulier, capricieux, que ses digestions étaient lentes, pénibles, que la moindre marche l'essoufflait, que sa figure devenait de plus en plus pâle ; comme elle avait du dégoût pour les médicaments, elle suivit mal un traitement sagement ordonné. Tous les symptômes s'aggravèrent donc et, quand elle vint à Sermaize, il y avait du bruit de souffle au cœur et dans les carotides. Elle resta trente jours à Sermaize et s'en retourna guérie ; il y a trois ans de cela, et je sais que la guérison s'est maintenue.

Je crois ne pouvoir mieux terminer ce rapport qu'en citant

l'observation d'un docteur en médecine de Paris qui m'en a donné lui-même les principaux détails.

M. M..., docteur en médecine à Paris, fut atteint d'une fièvre typhoïde en 1851 : il était alors âgé de 33 ans et avait toujours joui d'une excellente santé. A la suite de cette fièvre il lui resta une dyspepsie que vinrent bientôt aggraver la vie sédentaire des villes et des occupations intellectuelles soutenues. Pendant cinq ans, sa constitution robuste résista à la fatigue, quoiqu'il ne prît que très-peu d'aliments : l'appétit était complètement perdu, et les digestions étaient très-laborieuses. Il eut recours au fer, au quinquina, à la noix vomique, à l'eau de Vichy; aux repas, il épuisa la série des toniques et des stimulants digestifs, et malgré cela, il ne prenait plus, au mois de septembre 1856, qu'une quantité insignifiante d'aliments dont la digestion n'était pas faite dix ou douze heures après le repas ; la peau était pâle et décolorée, l'amaigrissement profond, les forces épuisées au point que monter au deuxième étage était pour le docteur M... un pénible travail ; il éprouvait alors un sentiment de brisement douloureux dans les membres et des palpitations très-fortes. Du côté du système nerveux, le malade était tellement impressionnable que le bruit le plus insignifiant le révolutionnait jusqu'à la syncope ; son humeur était triste et irascible, et l'énergie intellectuelle paraissait seule maintenue au milieu de cet affaissement général de l'organisme. Quelques mois avant son arrivée à Sermaize, il avait eu une attaque de cette variété d'apoplexie qu'on a nommée apoplexie nerveuse, et qui avait causé la paralysie de la moitié droite du corps. Le docteur M... regardait son état comme tellement grave qu'il ne lui venait même pas à l'esprit de chercher à le guérir par un modificateur lent comme les eaux minérales. Toutefois ayant eu occasion de venir à Sermaize au commencement de septembre 1856, il se mit à boire l'eau d'après notre conseil. Huit jours ne s'étaient pas écoulés que l'appétit renaissait quoique les digestions fussent encore fort lentes ; mais l'amélioration fut si rapide qu'il quitta Sermaize après vingt jours de traitement dans l'état le plus satisfaisant ; l'appétit était alors considérable, les digestions ne duraient plus que cinq heures, la peau était colorée, les forces revenues avec un embonpoint modéré, et l'impressionnabilité réduite au point de n'être plus une maladie.

Cette année, le docteur M... est venu faire sa visite aux eaux de Sermaize, et il est parti avec une nouvelle provision de santé après quinze jours seulement de séjour.

Dans sa pensée intime, et dans la nôtre, aucune médication n'eut produit même dans un temps assez long ce que l'eau de Sermaize a produit en vingt jours, ce que le docteur M... appelle sa résurrection.

En présence de ces faits je dois conclure que l'eau de Sermaize jouit d'une efficacité incontestable, spécifique contre les maladies chroniques des voies digestives, contre la chlorose, l'anémie et les débilités, contre la gravelle, les maladies des voies urinaires et celles du foie; qu'elle peut être employée avec avantage contre la goutte et le rhumatisme, les maladies superficielles de la peau, les névralgies anomales et les névroses.

Agréez, monsieur le sous-préfet, etc.

E. DAMOURETTE,
Inspecteur-adjoint des eaux de Sermaize.

Sermaize, 20 janvier 1858.

Vitry, Imp. Bitsch.

www.ingramcontent.com/pod-product-compliance
Ingram Content Group UK Ltd.
Pitfield, Milton Keynes, MK11 3LW, UK
UKHW021055120726
13693UKWH00006B/2649